Heinrich Kaufmann

Depressionen – was tun?

Ein kleiner Leitfaden für Angehörige

BRUNNEN
VERLAG GIESSEN · BASEL

2. Auflage 2000

Umschlagfoto: Corel, Rüsselsheim
Umschlaggestaltung: Ralf Simon
Herstellung: St.-Johannis-Druckerei, Lahr
ISBN 3-7655-5177-5

Inhalt

Depressionen – was tun?

Betroffen von der Nacht anderer Menschen. Dem kaum Steuerbaren ausgeliefert sein. Sich nicht vorstellen können, daß es solches Erleben gibt – Erfahrungen, die einem während der Begleitung Depressiver unweigerlich begegnen. Jede gutgemeinte Ermutigung, jeder Ansporn versinkt im Strudel bedrückender Gefühle. Dabei ist der Betroffene nicht unbedingt ein Schwarzseher. Selbst lebenslustige und durchaus fröhliche Menschen werden von dieser Krankheit nicht verschont.

Dieses Heft ist für Menschen gedacht, die depressiv Kranke begleiten. Es soll dazu beitragen, daß man sich selbst nicht überfordert und daß die Begleitung der Gesundung dient, statt die Probleme zu verschlimmern.

Im Mittelpunkt der Ausführungen steht der Begleiter und nicht der depressive Mensch. Als Leiter einer christlichen Beratungsstelle kennt der Autor die Verunsicherung derer, die plötzlich und unerwartet mit der depressiven Not eines Familienmitglieds, eines Freundes oder eines anderen Menschen konfrontiert werden.

Das Buch will dem, der depressiven Menschen beisteht, ein Leitfaden sein. Es soll helfen, Unsicherheiten abzubauen, sich selbst nicht zu überfordern und dennoch Hilfestellung geben zu können.

Depressionen und wie sie sich äußern

1. Der Ehemann einer Betroffenen erzählt:

„Es begann vor vier Wochen. Am Abend zuvor saßen wir noch fröhlich beisammen. Keiner ahnte, daß die Welt am nächsten Morgen völlig anders aussehen sollte. Meine Frau wurde zwei Stunden früher wach als gewohnt. Sie konnte nicht mehr einschlafen. Unruhe erfaßte sie. Angstvoll kreisten ihre Gedanken um das, was an diesem Tag erledigt werden müßte. Dabei stand gar nichts Außergewöhnliches an. Auf der Brust verspürte sie einen bisher nicht dagewesenen Druck. Sie fühlte sich wie eingeschnürt. Die Welt schien an jenem Morgen trübe und wolkenverhangen. Daran konnte auch die aufgehende Sonne nichts ändern. Nur mühsam schaffte sie es, dennoch aufzustehen. Eigentlich wäre sie lieber im Bett geblieben. Sie fühlte sich sowieso zu schwach, um den Herausforderungen des Alltags gewachsen zu sein.

Zunächst dachten wir, es sei nur eine momentane Verstimmung, doch dieser Zustand wollte nicht weichen. Am späten Nachmittag kam so etwas wie Hoffnung auf. Das Leben schien zurückzukehren. Doch am nächsten Morgen begann es von Neuem.

Was meiner Frau früher Freude bereitete, konnte sie jetzt auch nicht mehr aus der Reserve locken. Sie las nicht mehr, besuchte nicht mehr ihre Gymnastikgruppe, vernachlässigte ihren Haushalt und auch sich selbst.

Sie empfand sich als Last und quälte sich permanent mit Selbstvorwürfen. Ihre einstige Lebensfreude machte zunehmend einer Lebensunlust Platz. Manchmal habe ich deshalb Angst, sie könnte sich etwas antun."

Was jener Ehemann schildert, sind Symptome einer Depression. Je länger die Symptome anhalten und je mehr davon vorhanden sind, desto schwerer ist die Krankheit einzuschätzen.

Depressionen haben ganz unterschiedliche Verläufe. Manche verschwinden so selbstverständlich, wie sie gekommen sind, andere brauchen fachärztliche Behandlung. Es gibt leichte und schwere Krankheitsverläufe. Je nachdem erlebt sich der Betroffene unterschiedlich stark eingeschränkt.

Eine Depression betrifft verschiedene Bereiche menschlichen Lebens.

2. Verschiedene Aspekte der Depression

2.1 Die psychischen Aspekte

Sie lassen sich am besten mit dem Satz beschreiben: „Depression heißt, nicht wollen können." Der Wille als entscheidende Kraft zur Selbststeuerung wird zunehmend lahmgelegt.

Appelle, sich zusammenzureißen, sind deshalb völlig fehl am Platz. Die Gefühle lassen sich durchweg mit „Bedrückung" beschreiben. Ein Empfinden von innerer Leere ist gepaart mit Minderwertigkeitsgefühlen, mit Angstzuständen und Beziehungsunsicherheit. Je stärker die Depression, desto mehr werden kleinste Anforderungen zur Überforderung. Resignation breitet sich aus, was bis zur Resignation gegenüber dem Leben führen kann. Dies zeigt sich in Lebensunlust und Selbstmordgedanken. Der Depressive erlebt sich isoliert und unverstanden.

Daran kann auch die Nähe des geliebten Menschen nichts ändern, was beiden in besonderer Weise zur Last wird. In der Depression stimmt die Wahrnehmung mit der Realität nicht mehr überein. Der Betroffene sieht alles wie durch eine depressive Brille. Er wird zum sprichwörtlichen Schwarzseher.

Die Krankheit trennt ihn emotional von anderen und von sich selbst, denn er versteht sich selbst nicht mehr. Für Menschen, die in einer lebendigen Beziehung zu Jesus Christus stehen, wirkt sich die Depression auch in der Gottesbeziehung aus. Viele fühlen sich dann von Gott abgelehnt oder gar verworfen.

Jemand behauptete einmal, daß Selbstmord die Abwesenheit von Beziehung sei. Deshalb kann man sich gut vorstellen, daß depressiv Betroffene auch von solchen Überlegungen geplagt werden, da sie sich ja isoliert erleben.

In Fachkreisen spricht man häufig vom Verlustsyndrom (als Syndrom bezeichnet man eine Anhäufung von Symptomen). Es kommt zu Energie- und Konzentrationsverlust, zum Verlust der Selbstsicherheit, der Lebensfreude, der Entscheidungsfähigkeit und des sexuellen Begehrens. Die Fähigkeit, Schlaf zu finden, schwindet genauso wie die Fähigkeit, Trost zu empfangen. Aggressionen gegen sich oder andere treten vermehrt auf.

Es kann hier nicht alles vollständig aufgelistet werden.

2.2 Die organischen Aspekte

An erster Stelle sind unter diesen Aspekten sicher die Schlafstörungen zu nennen. Sie können sich in Einschlafstörungen, Durchschlafstörungen oder verfrühtem Erwachen zeigen. Vor allem Letzteres ist häufig der Fall. Aber auch Druckempfinden auf den Augen und auf der Brust sind häufig vorkommende Symptome. Die körperliche Spannkraft läßt deutlich nach und macht einer Erschöpfung Platz. Der Gang wird schwerfällig, die Haltung gebeugt. Der Appetit kann sich auffällig verändern, die Ausdünstung des Körpers zunehmen und Kreislaufstörungen auftreten. Die sexuelle Lust läßt in der Regel deutlich nach.

2.3 Die sozialen Aspekte

Der depressive Mensch vernachlässigt sich selbst, obwohl er in seinem Denken oft nur noch um sich selber kreist. Er gibt sich keine Mühe mehr, gepflegt auszusehen. Er fühlt sich isoliert und tritt nicht selten den Rückzug an. Selbst wenn er mit anderen spricht, erlebt er sie häufig nur wie hinter einer Glaswand. Er versteht andere nicht mehr und wird selbst nicht verstanden. Das trägt zusätzlich zur Distanzierung und zur sozialen Isolierung bei. Da er sich in Gesprächen ständig wiederholt und von seiner negativen Sicht nicht abrücken kann, fällt es auch den nächsten Menschen schwer, sich in seiner Nähe wohlzufühlen. Das Bedrückende seines Gemütszustandes legt sich über jede Begegnung. Nichtbetroffene können damit meist nicht angemessen umgehen. Ihre unbewußten Reaktionen und ihr unreflektiertes Verhalten tragen zur weiteren Isolation des Depressiven bei.

Seine Kraftlosigkeit hindert ihn auch, seinen beruflichen oder familiären Verpflichtungen nachzukommen.

Nach wie vor besteht in unserer Gesellschaft eine große

Hilflosigkeit im Umgang mit psychisch Kranken. Jeder gesteht sich eine Grippe zu, wenn aber die Seele erkrankt, ist man irritiert.

2.4 Die religiösen Aspekte

Menschen, die dem christlichen Glauben nahe stehen und in einer lebendig gestalteten Gottesbeziehung leben, sind häufig in zweifacher Weise betroffen. Manche Christen leben in der irrigen Meinung, daß der Glaube vor psychischen Störungen und Erkrankungen bewahrt. Unbestritten ist der Glaube an Jesus Christus ein seelisch stabilisierender Faktor, weil er dem Leben einen Sinn verleiht, doch kann er kein Garant gegen seelische Störungen sein. Psychische Probleme werden so für gläubige Menschen zugleich zu Problemen des Glaubens.

Nicht selten wird von gutmeinenden Mitchristen die Ursache in der Gestaltung des religiösen Lebens gesucht. Mangelndes Wissen um die Zusammenhänge und das Empfinden eigener Hilflosigkeit läßt manchen einen okkulten Hintergrund vermuten, was den Betroffenen noch tiefer in seinen Abgrund stürzt. Er leidet ja bereits selbst daran, daß ihm Gott in dieser Situation so unnahbar und fremd scheint. Er hat das Gefühl, daß sein Gebet Gott nicht mehr erreicht oder er gar von Gott verstoßen ist. Depressionen gehen einher mit Glaubensverunsicherung und Glaubensverlust. Wenn der Depressive in der Bibel liest oder eine Predigt verfolgt, hört er oft nur Ansprüche, die an ihn gestellt werden.

Nur wenige machen sich bewußt, daß weder ein Beinbruch noch eine Magenschleimhautentzündung, noch eine Depression von Gottes Liebe scheiden kann (siehe Römer 8,38–39).

Die Bibel verschweigt nicht, daß zu allen Zeiten große Gottesmänner in depressive Krisen gekommen sind. Solche Krisen werden aber in der Bibel nicht mit dem Begriff „Depression" umschrieben. Die Symptome sind jedoch deutlich genug geschildert. Auch kennt die Bibel nicht nur *eine* Ursache, sondern zeigt viele unterschiedliche Hintergründe und Entwicklungsgeschichten der Krisen auf.

Für Christen ergibt sich als Betroffene und als Helfer ein Spannungsfeld, das in der folgenden Meditation seinen Ausdruck findet.

Der Begleiter im Spannungsfeld

Meditation zur Situation

Begleiter sein,
es nicht im Griff haben,
Ohn-macht spüren,
als Helfer – hilflos sein.

Verzweiflung naht,
ohnmächtige Wut steigt auf.
Entzogen der Machbarkeit.

Mein Gott, wie schwer ist das.
Einsamkeit wahrnehmen,
Isolation zulassen müssen,
mit scheinbarer Sinnlosigkeit konfrontiert,
entnervt.
Unsicherheit und Angst macht sich breit.
Gott, mein Gott, du wirst mir fremd
in der Not des geliebten Menschen.

Die Ungeduld klopft an.
Ich will ihr nicht öffnen,
doch ihr Fuß steht schon in der Tür.

Eingehen in deine Tür,
die geöffnete,
das will ich.

Warten lernen und dennoch vertrauen.
Du wirst ja helfen.
Du bist ja dennoch da,
du, unser Gott.
Du bist da,
auch wenn meine Gefühle mich trügen,
wenn ich dein Zulassen nicht verstehe.

In deinen Schutz nimm uns beide,
mich, den Begleiter, und ihn,
den Betroffenen.

Weil du dabei bleibst,
will auch ich bleiben.
Die Nacht verliert ihren Schrecken
durch deine Gegenwart.
Nacht bleibt zunächst Nacht,
auch die Nacht der Seele.
Aber in der Nacht begegnet uns dein Halt.
Jede Nacht hat vorübergehenden Charakter,
auch die Nacht der Seele.
Es wird gut werden,
denn du bist da.

Der Depressive und sein Selbsterleben

Die größte Not der Betroffenen besteht darin, sich selbst, Gott und die Welt nicht mehr zu verstehen. Solange der Mensch Zusammenhänge noch erklären, Not oder Verzweiflung deuten kann, ist sie tragbar.

Depressiven bietet sich oft kein Erklärungsmodell an. Sie sind einfach Betroffene. Nur in der Anfangsphase und dann wieder in der Austrittsphase kann der/die Betroffene die Krankheit bewußt steuern und sind unter Umständen Einsichten möglich. Sonst ist die Depression dem eigenen Willen weitgehend entzogen. Der Kranke fühlt sich mit seinem seelischen Schmerz wie in einem Wartezimmer sitzend, in dem er scheinbar vergessen wurde.

Eine Frau, der ich in solcher Situation segnend die Hände auflegte, sagte wenige Tage danach: „Mein Loch hat wieder einen Boden."

Noch war die Nacht nicht von ihrer Seele gewichen, aber die Dunkelheit wurde nicht mehr größer.

Eine andere Frau sagte zu ihren Angehörigen: „Ich erlebe mich wie durch eine Glaswand von euch getrennt."

Ein Mann berichtet: „Es wurde immer dunkler um mich herum. Ein schwarzer Abgrund tat sich auf und drohte mich zu verschlingen."

Hat sich jemand den Arm gebrochen und trägt seinen Gips spazieren, so erntet er Interesse und Mitleid. Wer von einer Depression betroffen ist, hat nichts zum Vorzeigen außer einer unverständlichen Gemütsstimmung, die scheinbar jeglicher Grundlage entbehrt. Das macht es so schwer, depressiv zu sein. Hinzu kommt die Angst, daß dieser Zustand eine Geisteskrankheit sein könne. Alle Begegnungen werden zunehmend von einer allgemeinen Verunsicherung geprägt, die dem Kranken den letzten Halt nimmt. Da er keinen Halt mehr in sich selber findet, braucht er einen Halt von außen.

Depressive brauchen Menschen, die für sie hoffen, die für sie glauben. Doch häufig werden sie behandelt wie ein rohes Ei. Die Verunsicherung nimmt dadurch weiter zu.

Die Verunsicherung des Begleiters

Da sich der Depressive selbst nicht versteht, versteht ihn auch der Begleiter nicht. Er steht vor einem Rätsel. Die Hilflosigkeit des Kranken und die Ohnmacht des Helfers werden zu einer kritischen Mischung, die sich im Verhalten und in den Begegnungen niederschlägt.

Wer einen Depressiven begleitet, spürt, wie seine Ratschläge, seine gutgemeinten Hinweise den Depressiven nicht erreichen. Die meisten Versuche, Licht in das Dunkel der Gedanken und Gefühle zu bringen, scheitern. Der Begleiter ist darauf angewiesen, mit dem Betroffenen auszuhalten und abzuwarten.

Hilflosigkeit weckt aber auch Ohnmachtsgefühle. Wer schon einmal eine Situation erlebt hat, in der er sich ohnmächtig fühlte, weiß, wieviel Ungeduld und Aggression bei solchen Gegebenheiten freigesetzt werden.

Es beginnt oft ein krampfhaftes Suchen nach den Ursachen. Eigene Schuld und das Gefühl, versagt zu haben, mischen sich darunter.

- Habe ich, haben wir etwas falsch gemacht?
- Hatten wir vielleicht nicht genügend Zeit füreinander?
- Steht vielleicht irgendein schuldhaftes Verhalten dahinter?
- Mag er/sie mich vielleicht nicht mehr?

Fragen über Fragen, die doch weitgehend ohne Antwort bleiben.

Hinzu kommt die Überlegung, was denn jetzt die anderen wohl von mir denken. Vor allem Familienangehörige stehen vor der schwierigen Situation, diesen Zustand anderen erklären zu müssen. Gerade diese Erfahrung wird zum notvollen Ratgeber.

Die Verunsicherung des Begleiters wird zum Motor seines Verhaltens. Viele versuchen, sich zu distanzieren. Im Betroffenen bestätigt sich dann die Sicht, daß mit ihm keiner etwas zu tun haben will und er allen nur zur Last fällt.

Aufkommende aggressive Gefühle werden gleich wieder verdrängt oder gar nicht erst wahrgenommen und bewußt verarbeitet. Verdrängtes sucht sich jedoch anderweitig einen Ausweg. So trägt es etwa dazu bei, daß eine Fassade aufgebaut wird. Die Frage des Depressiven, ob er seinem Begleiter nicht doch zur Last fällt, wird schnellstens verneint, obwohl es nicht der Wahrheit entspricht. Man gesteht sich die negativen Gefühle nicht ein. Andererseits wird das Gesprächsklima zunehmend von einer agressiven Stimmung beherrscht. Überempfindlichkeiten werden auch beim Begleiter sichtbar. Es kann soweit gehen, daß er sich am Telefon verleugnen läßt, weil er sich nicht sinnvoll abgrenzen kann.

In Unkenntnis des Krankheitsbildes und sinnvoller Maßnahmen in der Betreuung solcher Menschen, brechen Fragen auf wie:

- Darf ich dem Betroffenen überhaupt widersprechen?
- Muß ich rund um die Uhr für ihn da sein?
- Darf ich auch noch an mich denken?
- Wie kann ich mich der Situation entziehen?

Als Antwort auf solche Fragen wird dem Depressiven schnell einmal geraten, den Ort zu wechseln, z. B. ins Krankenhaus zu gehen, Urlaub zu machen oder etwas ähnliches. Solche Vorschläge bringen den Kranken noch mehr auf Distanz.

Doch auch der Helfer ist nicht grenzenlos belastbar. Er muß längst nicht alle Erwartungen erfüllen. Es ist viel wichtiger, daß er als Helfer erhalten bleibt, als daß er sich in der Begleitung aufopfert. Jeder, der depressive Menschen in ihrer Not begleitet, muß auf seine eigene psychische Gesundheit achten. Der Helfer darf sich nicht selbst überfordern, sondern muß mit seinen eigenen Grenzen verantwortlich umgehen.

Die folgenden Hinweise sollen helfen, die persönliche Belastungsgrenze zu erkennen und angemessen darauf zu reagieren.

- Der Helfer stellt bei sich aggressive Regungen fest, wenn er an den Depressiven denkt und ihm begegnet.
- Er sucht nach Argumenten und Ausflüchten, um der Begegnung mit dem Kranken auszuweichen.
- Die Problematik verfolgt ihn in seinen Gedanken, er kann seiner Arbeit nicht mehr konzentriert nachgehen.
- Er kann selbst nicht mehr gut einschlafen, und beim Erwachen sind seine Gedanken bereits wieder bei dem Betroffenen.
- Er träumt von dem Depressiven. Eventuell sogar, wie er sich des Kranken gewaltsam entledigt. Solche Träume sind zwar

erschreckend, aber auch ein deutliches Signal seelischer Überforderung, das nicht unbeachtet bleiben sollte.

- Das vegetative Nervensystem reagiert. So kann ein Augenlid oder eine andere Körperpartie anfangen, unkontrollierbar zu zucken. Ungewöhnliche Kopf- oder Magenschmerzen können ebenfalls erste Anzeichen einer Überforderung sein.

Wer sich in der Begleitung Depressiver verausgabt, tut damit dem Depressiven einen schlechten Dienst und findet sich möglicherweise eines Tages selbst in einer Depression wieder.

Deshalb ist es bei aller Hingabe und Hilfsbereitschaft wichtig, auf die nötige Distanz und einen sinnvollen Ausgleich zu achten.

Was man über Depressionen wissen kann

1. *Die* Depression gibt es nicht

Keine Depression ist mit der eines anderen ohne weiteres vergleichbar. Es kann zwar in den Symptomen weitgehend Übereinstimmung bestehen, aber keineswegs in der Entwicklungsgeschichte, den organischen Voraussetzungen oder gar im Blick auf den Heilungsprozeß.

Jede Depression hat ihre ganz individuelle Entwicklungsgeschichte, ihre Bausteine und ist deshalb sehr differenziert zu betrachten.

Fachlich werden Depressionen in drei große Gruppen eingeteilt, denen weitere Untergruppen zuzuordnen sind. Selten ist eine Depression eindeutig einem Bereich zuzuordnen, sondern sie enthält verschiedene Aspekte. Für den Leser sei die Unterscheidung in den folgenden Grafiken verdeutlicht.

Depression

- 1.1 Psychogen
- 1.2 Exogen (Somatogen)
- 1.3 Endogen

1.1 Die psychogene Depression

- Reaktive Depression → Reaktion auf ein starkes Ereignis. Z. B. Verlusterlebnis
- Neurotische Depr. → Gestörte Erlebnisverarbeitung aus der Kindheit. Verdrängte Konflikte
- Erschöpfungs-Depr. → Folge einer über die Kräfte gehenden Dauerbelastung

1.2 Die exogene oder somatogene Depression

- Organische Depression → Folge von Hirnerkrankung. Hirnschädigung etwa nach Unfall
- Symptomatische Depression → Als symptomatischer Anzeiger einer anderen Erkrankung. Als Nebenwirkung von Medikamenten

1.3 Die endogene Depression*

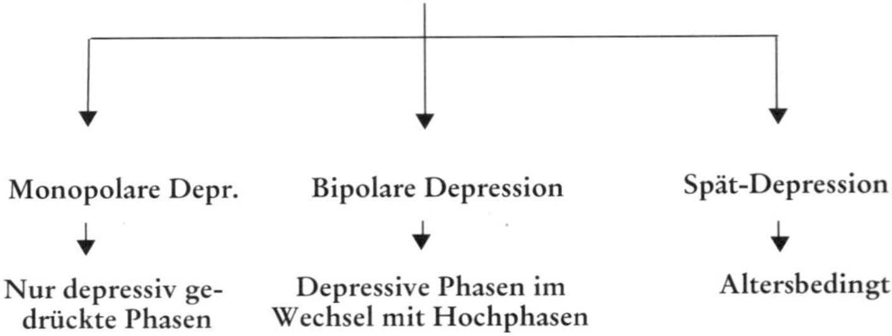

* Eine besondere Symptomatik, die sich den beiden erstgenannten Formen nicht eindeutig zuordnen läßt. Solche Depressionen lassen keine Ursache erkennen. Sie sind oft gekennzeichnet von lang andauernden und wiederkehrenden Phasen. Ähnliche Erkrankungen und Suizidversuche finden sich häufig auch im verwandtschaftlichen Umfeld und in vorhergehenden Generationen. Auch die sogenannten „Saisonalen Depressionen" können hierzu gerechnet werden. Sie treten fast regelmäßig in bestimmten Jahreszeiten auf. Bei dieser Form scheint vor allem die Lichttherapie sehr hilfreich zu sein.

2. Unterschiedliche Bausteine einer Depression

In der Regel kann von zwei wesentlichen Bausteinen ausgegangen werden. Zum einen gibt es eine gewisse erbliche *Disposition,* also eine genetische Anfälligkeit. Die allein führt aber meistens noch nicht zum Ausbruch einer Depression. Es bedarf noch eines oder mehrerer von außen hinzukommenden Faktoren, den sogenannten *Expositionen.* Das Schaubild soll dies verdeutlichen.

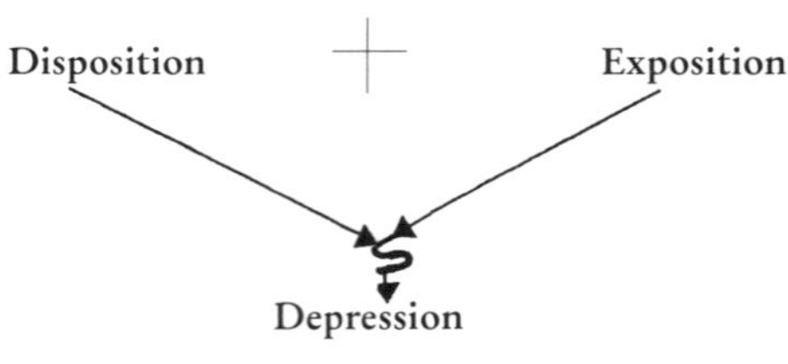

Die *Disposition* beinhaltet die genetisch-erbliche Vorgabe und eine unter Umständen in früher Kindheit erworbene seelische Instabilität.

Letztere kann z.B. durch die frühe Erfahrung von zerbrechenden Beziehungen (Scheidung der Eltern), aber auch durch Verwöhnung hervorgerufen und gefördert worden sein.

Die *Exposition* hingegen ist wesentlich weiter gefächert. Aber ohne sie käme eine Depression vielleicht nie zum Ausbruch.

Stark vereinfachend sollen folgende unterschiedliche Bereiche zur Exposition aufgeführt werden:

2.1 Organische Faktoren

Eine gestörte Funktion der Schilddrüse kann genauso depressionsfördernd wirken wie Hormonstörungen. Unterzuckerung kann ebenso wie niedriger Blutdruck ein Grund sein. Das Erlebnis einer schweren, leistungseinschränkenden Erkrankung wie z.B. ein Schlaganfall, ein Herzinfarkt, eine Amputation etc. können sich belastend auswirken. Zu nennen wären auch Nebenwirkungen oder falsche Dosierung von Medikamenten. So kommt es vor, daß vereinzelt Frauen auf die Einnahme von empfängnisverhütenden Mitteln depressive Reaktionen zeigen. In jedem Fall sollte deshalb immer ein Arzt zu Rate gezogen werden.

2.2 Soziale Einflüsse

Zu ihnen gehören die verschiedensten Verlusterfahrungen. Verlust von Beziehung, Verlust des Arbeitsplatzes, Verlust von materiellem Besitz und Sicherheiten, Verlust der Heimat usw.

Die Erfahrung, abgelehnt zu werden, kann ebenso ein Grund sein, wie die stetige Erfahrung in ungesicherten Verhältnissen zu leben (Perspektivlosigkeit).

2.3 Lebensführung

Jeder Mensch hat sich ein unbewußtes Wertekonzept zugelegt. Einer definiert sich über Leistung; ein anderer über harmonische Beziehungen in seinem Umfeld; ein dritter darüber, daß er sich nicht festlegt; ein vierter fühlt sich erst vollständig, wenn er eine Familie hat.

Je nachdem, was ein Mensch unbewußt anstrebt, um sich glücklich zu fühlen, sind seine Streßfaktoren unterschiedlich gelagert.

Während einer finanzielle Verluste gut verkraften kann, bedeutet das für den anderen fast einen Weltuntergang. Ein distanzierter Mensch kann leichter mit Beziehungsverlusten umgehen als einer, dessen Leben von Beziehungen bestimmt ist. Einer mit dem Motto: „Hauptsache gesund!“ kann in Krankheitszeiten ins Bodenlose stürzen.

2.4 Ungesunde Lebensweise

Einseitige geistige Belastung, zu wenig Bewegung, mangelhafte oder einseitige Ernährung wären hier zu nennen.

Das Verhältnis zwischen wirklicher Ruhe und Anspannung ist in unserer westlichen Kultur weitgehend unausgeglichen. Freie Zeit, Zeit zum Regenerieren wird oft durch das Fernsehen vollgestopft oder überlastet.

Arbeitszeiten, die einen geregelten Lebensrhythmus unmöglich machen, tragen das ihre dazu bei.

2.5 Falsche Glaubenserwartungen

Immer wieder erwarten Menschen durch ihren Glauben an Gott ein einfaches, sorgenfreies oder gar erfolgreiches Leben. Doch solche Erwartungen entspringen einem falschverstandenen Glaubensverständnis. Die Folge bei gegenteiliger Erfahrung sind Frustration und Enttäuschung bis hin zur Resignation. Ein deutliches Beispiel einer falschverstandenen Glaubenshaltung mit ihren organischen und psychischen Folgen wird im Psalm 73 geschildert.

In manchen christlichen Gemeinden herrscht unausgesprochen die Erwartungshaltung: „Was nicht sein soll, darf nicht sein.“

Christen, die sich an diesem Motto ausrichten, steuern zunehmend in eine Lebenslüge hinein, die nicht ohne Folgen für Leib und Seele bleibt. Dabei hat Gott alle Voraussetzungen geschaffen, um vor ihm und in seiner Gemeinde echt und ehrlich zu leben. Die christliche Gemeinde ist der Ort, wo der Mensch zu seiner Unvollkommenheit stehen kann, wo er lernen kann, mit seiner Sündhaftigkeit umzugehen, ohne sich selbst verachten zu müssen. Gottes Wertschätzung gilt ihm – unabhängig von seinem Können. Gottes Liebe ist ihm sicher, auch wenn er moralisch versagt.

3. Differenzierte Begleitung gewähren

Wenn diese Darstellung auch sehr vereinfacht und unvollständig ist, so kann sie dem Leser doch vermitteln, wie kompliziert es ist, eine Depression in ihrer Entwicklungsgeschichte richtig zu verstehen.

Zum anderen wird deutlich, daß bei so unterschiedlichen Bausteinen auch eine sehr differenzierte Begleitung und Therapie vonnöten ist.

Depressive Menschen leiden besonders stark. Deshalb sollten sie unbedingt fachärztliche Hilfe aufsuchen. Bei schwerer Erkältung geht man zum Hals-Nasen-Ohren Arzt. Mit Zahnschmerzen geht man zum Zahnarzt. Leider ist dies bei psychischen Beschwerden noch lange nicht der Fall. Häufig meidet man den Neurologen oder Psychiater, obwohl diese Ärzte – nach den Internisten – als Fachärzte für seelische Störungen zuständig sind. Der Mensch ist ein so kompliziertes Wesen, daß nicht jeder Arzt alles überblicken kann. Viele Menschen quälen sich wochenlang mit ihrer Depression herum, statt einen Facharzt aufzusuchen.

Die Begleitung eines Depressiven kann deshalb auch darin bestehen, mit ihm zum Facharzt zu gehen und diesem als Bindeglied vor Ort zur Verfügung zu stehen. Viele Ärzte sind froh, wenn sie wissen, daß ein Depressiver in seinem unmittelbaren Umfeld Menschen hat, die ihn begleiten. Der Laie kann hier eine ganz wichtige Funktion haben, aber auf keinen

Fall sollte er selbst Arzt spielen und zu bestimmten Medikamenten Stellung beziehen.

Nur der Facharzt kann eine differenzierte Diagnose stellen und dann die sinnvoll erscheinende Therapie vorschlagen und einleiten (siehe auch das übernächste Kapitel).

Der leichtfertige Umgang mit der notvollen Erfahrung anderer Menschen

In der heutigen Zeit hat sich ein sehr leichtfertiger Umgang mit dem Begriff „Depression" herausgebildet, der nicht zum besseren Verständnis des Kranken beiträgt.

So ist immer wieder zu hören, daß Leute sagen: „Ich habe heute meinen Depressiven." Sie meinen damit ein Gefühl von Unlust oder verringerter Antriebskraft. Doch dies hat nichts damit zu tun, was eine wirkliche Depression ausmacht. Durch einen solchen Sprachgebrauch wird verniedlicht, was für den wirklich Betroffenen sehr notvoll ist.

Zum leichtfertigen Umgang gehört es auch, wenn sich Laien den Rat anmaßen, Medikamente abzusetzen. Sicher kann die Frage auftauchen, ob denn die verordneten Medikamente in ihrer Dosierung angemessen sind. So kann der Begleiter darüber erschrecken, wie wenig seelische Anteilnahme nach Medikamenteneinnahme noch möglich ist. Je nach Depression und Selbstmordgefährdung ist eine solch starke Ruhigstellung notwendig. Alle Fragen sollten deshalb mit dem behandelnden Arzt durchgesprochen werden. Er hat ja oft nur einen kurzen Gesprächszeitraum, um sich ein Bild über den Krankheitszustand des Patienten zu machen, und da kann es schon mal zu Fehleinschätzungen kommen. Das Feedback der Angehörigen, die den Kranken begleiten, kann bei der Einstellung der Medikamente von großer Hilfe sein.

Was der Begleiter beherzigen sollte

Im folgenden werden 21 Aspekte vorgestellt, die zu einer hilfreichen und „heilvollen" Begleitung depressiver Menschen durch Angehörige oder Freunde beitragen. Diese Aspekte zielen sowohl auf die Genesung des Depressiven als auch auf die Gesundheit seines Begleiters.

1. Machen Sie sich bewußt, daß Sie nicht heilen, wohl aber stützen können

Widerstehen Sie der Versuchung, den Therapeuten zu spielen. Das heilende Helfen sollten Sie dem Facharzt, dem Psychotherapeuten oder dem therapeutischen Seelsorger überlassen.

2. Haben Sie viel Geduld

Geduld ist grundsätzlich eine der wichtigsten Eigenschaften in der Begleitung von Menschen. Auf Depressive trifft das in ganz besonderer Weise zu. Geduld ist wichtig im Blick auf den Kranken, aber auch in bezug auf die Dauer seiner Erkrankung. Depressive Menschen können ihren bedrückenden Zustand nicht einfach von sich abschütteln. Der Heilungsprozeß bei seelischen Erkrankungen ist oft mühevoll und dauert lange.

Der Begleiter muß immer wieder mit Rückschlägen rechnen. In der Regel ist ein Rückfall nicht ganz so heftig. Oft geht es drei Schritte vor und zwei zurück – aber trotzdem vorwärts.

Der Depressive berichtet von seiner täglichen Wahrnehmung, die sehr von der Wahrnehmung des gesunden Menschen differieren kann. Es braucht Geduld, um solche „unsinnigen" Mitteilungen anzuhören und nicht zu widersprechen. Wer das schafft, vermittelt dem Kranken das Gefühl, in seiner inneren Wahrnehmung verstanden zu sein.

3. Fordern Sie, ohne zu überfordern

Versuchen Sie abzuschätzen, was der Kranke noch leisten kann, und fördern Sie jede noch mögliche Eigeninitiative.

John H. Geist schreibt: „Ein sechsminütiger Lauf täglich

läßt eine leichte Depression eher verschwinden als ein 26minütiger ‚Marathon'."

Da schon der Gesunde solche Aktionen nicht gerne alleine unternimmt, hat der Helfer hier eine besondere Aufgabe. Wer diesen täglichen Aufwand nicht leisten kann, dem ist es vielleicht möglich, dreimal pro Woche mit dem Depressiven für eine halbe Stunde zu schwimmen oder Rad zu fahren.

Sport und Bewegung tragen wesentlich dazu bei, daß der Blutkreislauf mit mehr Sauerstoff versorgt wird, sich die Atmung normalisiert, Herz und Kreislauf angeregt werden.

Statt den Kranken aufzufordern, seinen Abwasch doch endlich einmal wegzuschaffen, sollten sie daraus ein gemeinsames Programm machen. Helfen Sie in diesem Sinn, „Berge" abzutragen.

Bedenken Sie stets: Wenn Sie zuviel Eigeninitiative entwikkeln, nehmen Sie dem Kranken die Chance, selbst etwas zu leisten. Sie rauben ihm damit ein Erfolgserlebnis, das zur Heilung hilfreich sein kann.

Manchmal muß das Interesse zur Eigeninitiative auch erst geweckt werden. Überlegen Sie deshalb gemeinsam, was er tun möchte und kann und wo Sie ihn stützen können. Seien Sie Pionier, indem Sie herausfinden, was er schon immer gerne einmal gemacht hätte.

Ich erinnere mich an eine Frau, die davon erzählte, daß sie früher einmal gemalt habe. Nun habe sie aber seit Jahren ihre Zeichenkohle auf dem Dachboden verstauben lassen. Auf meinen Wunsch, diese doch wieder zu holen und zu zeichnen, ging sie gerne ein. Sie hatte damit im sprichwörtlichen Sinn einen Lichtblick bekommen. Wichtig ist, daß wir dem Kranken Mut machen, seine Entscheidung zu leben, auch wenn er seinen alltäglichen Aufgaben nicht nachgehen kann oder sie vernachlässigt.

4. *Ein Spaziergang ist sinnvoller als das Gespräch im Wohnzimmer*

Es kann geradezu therapeutische Wirkung haben, sich am Morgen (spätestens gegen 8.00 Uhr) zu treffen und 30 Minuten spazierenzugehen. Für den Begleiter ist es wesentlich leichter, das bedrückende Schweigen oder die sich wiederholenden Mitteilungen des Depressiven auf einem Spaziergang auszuhalten als im bequemen Sessel im Wohnzimmer. Auf der anderen Seite hat der Depressive durch den Spaziergang einen täglichen Ansporn, das Bett zu verlassen.

5. Tragen Sie zur Reduktion der Reizüberflutung bei
Schnelle wechselnde Bilder, wie sie der Fernseher liefert, sind für Augen und Seele ein großer Streßfaktor. Ermutigen Sie dagegen den Kranken, sich Musik anzuhören, die ihm wohltut. Der Musikstil kann dabei sehr unterschiedlich sein. Musik hat heilende Wirkung. Schon in der Bibel wird das von David und seinem Harfenspiel vor Saul bezeugt.

Auch sollten die Krankenbesuche abgesprochen werden. Weniger Personen, die den Depressiven regelmäßig besuchen, sind hilfreicher, als viele, die nur ab und zu bei ihm vorbeischauen.

6. Praktizieren Sie das „Prinzip Hoffnung"
Versuchen Sie, den Kranken zu beruhigen und Zuversicht auszustrahlen. Es gibt einen guten Grund dafür: Jede Depression hat vorübergehenden Charakter, auch wenn sie manchmal längere Zeit in Anspruch nimmt. Es gilt die Depression als etwas Vorübergehendes anzunehmen und zum gegenwärtigen Zeitpunkt zu akzeptieren.

Christen sei der Hinweis gegeben, daß es bei Depressiven wichtig ist, „Für-Glauben" zu praktizieren und den Betroffenen damit von dem Anspruch „Glauben zu müssen" zu entlasten.

7. Bleiben Sie echt und meiden Sie klischeehafte Aussagen
Etwa: „Ich weiß gar nicht, was du hast. Du hast doch gar keinen Grund, so bedrückt zu sein." „Ich kenne auch so depressive Zeiten." „Reiß dich zusammen." „Laß dich nicht so hängen."

Solche oder ähnliche Appelle stürzen den Kranken nur tiefer in den Abgrund depressiven Erlebens.

Manche versuchen auch abzulenken, indem sie auf Gründe und Anlässe zur Dankbarkeit verweisen. Meistens sind solche Aussagen der Versuch, die eigene Unsicherheit im Umgang mit dem Kranken zu verbergen.

Besser ist es, wenn sich der Begleiter und der Kranke eingestehen, daß Sie den Zustand nicht begreifen. Dann könnte man sagen: „Das muß ganz schön schlimm sein, wenn es in einem so trübe aussieht, obwohl es doch auch manchen Grund zur Freude gäbe."

Bei einer solchen Widerspiegelung des inneren Empfindens kann sich der Kranke verstanden fühlen und ein wenig von der Isolation abrücken.

„Ich kann gar nicht nachempfinden, wie das ist, wenn alles so dunkel und trübe erscheint", wäre eine weitere ehrliche Aussage.

Man muß und sollte die dunkle Sichtweise nicht bestätigen und schon gar nicht verstärken. Es ist aber genauso verkehrt, ihr zu widersprechen, weil der Kranke die Welt durch „seine Brille" tatsächlich so wahrnimmt.

8. Weichen Sie vor den Gedanken der Lebensunlust nicht zurück

Das ist vielleicht das heikelste Kapitel in der Begleitung depressiver Menschen. Viele Ängste werden ausgelöst, wenn einer davon spricht, daß er nicht mehr leben möchte. Der größte Fehler besteht darin, sich auf dieses Thema *nicht* einzulassen.

Machen Sie sich bewußt, daß der Depressive sich völlig isoliert fühlen kann. Hinzu kommen starke Schuld- und Versagergefühle. Die Hoffnungslosigkeit verstärkt zusätzlich den Konflikt.

Wer würde in solch einer Situation nicht daran denken, daß der Tod eine Erlösung wäre. Es ist also nicht unverständlich, wenn auch Selbstmordgedanken aufkommen. Es kann hilfreich sein, wenn der Begleiter das Thema einmal von sich aus anspricht. Etwa so: „Ich kann mir gut vorstellen, daß man in solch einer Situation nicht mehr leben möchte oder gar an Selbstmord denkt."

Indem er das anspricht, was vielleicht vom Kranken krampfhaft verborgen und verdrängt wird, zeigt er Verständnis und kommt dem Kranken näher. Wer sich aber verstanden fühlt, ist nicht mehr isoliert.

Fragen Sie bei einer bestätigenden Antwort ruhig nach, wie er sich denn umbringen würde. Schauen Sie dann, ob er schon Vorbereitungen getroffen hat. Bitten Sie ihn, Ihnen zu versprechen, daß er auf jeden Fall vorher noch einmal das Gespräch mit Ihnen sucht. Machen Sie ihm Mut, das Thema bei seinem Arzt und Therapeuten anzusprechen. Solche Gedanken sind normal in einer Depression.

Sollten bereits konkrete Vorbereitungen getroffen worden sein, brechen Sie nicht in Panik aus, sondern informieren Sie umgehend den behandelnden Arzt. Er wird die notwendigen Schritte einleiten.

9. Lernen Sie, mit Nähe und Distanz angemessen umzugehen

Sie müssen nicht unbedingt zu jeder Zeit und unbegrenzt für den Betroffenen da sein. Viel wichtiger ist, daß er sich auf Sie und die Absprachen verlassen kann. Wer stundenlang mit einem Depressiven spricht, tut weder ihm noch sich selbst einen guten Dienst.

Es ist hilfreicher, dreimal die Woche eine Begegnung von 30 Minuten zu haben als einen ganzen Nachmittag oder bis weit in die Nacht.

Haben Sie ein Gespräch vereinbart, sollten Sie es störungsfrei halten. Das Telefon ist abzuschalten, denn Sie sind jetzt ungeteilt für diesen Menschen da. Beenden Sie das Gespräch, wenn die verabredete Zeit um ist, aber legen Sie den nächsten Termin genau fest. Der Kranke wird sich auf diesen Termin hin retten. Sie können sich das bildhaft an den Stromleitungen zwischen einzelnen Strommasten verdeutlichen. Am Mast ist die höchste Stelle (das Gespräch mit Ihnen), dann fällt es ab (der Zustand des Depressiven), gewinnt aber in der Mitte schon wieder Auftrieb, weil der nächste Mast (Gespräch) hoffnungsvoll nach oben zieht.

Wer sorgfältig mit seiner Zeit umgeht, muß nicht ständig

auf seine Uhr schauen, weil er noch andere wichtige Dinge zu tun hat. Er kann „ganz Ohr" sein. Er wird sich dann auch nicht überfordert, gezwungen oder vereinnahmt fühlen. Das belastet sonst schnell die Beziehung mit aggressiven Gefühlen.

Um ein angenehmes Gespräch oder ein hilfreiches Schweigen praktizieren zu können, empfehle ich auch hier wieder, den Spaziergang dem Gespräch im Wohnzimmer vorzuziehen. Das Gespräch ist überhaupt nicht so wichtig, wie die meisten denken. Vielfach verläuft es sogar sehr belastend, weil nur wenige berücksichtigen, daß die Denkvorgänge eines Depressiven wesentlich langsamer ablaufen. Fallen sich gesunde Menschen schon einmal ins Wort, so fallen sie dem Depressiven sicher in seine Gedanken.

10. Das passende Geschenk
Hilfeich ist, was die Sinne reizt. Süßigkeiten sind zu meiden; besser bringen Sie Blumen mit. Ein gutes Parfüm oder Duschgel zum Verwöhnen kann die Lebensgeister auch hervorlokken.

11. Steuern Sie liebevoll gegen die persönliche Vernachlässigung
Wenn Sie feststellen, daß sich der Kranke in seiner Körperpflege auffällig vernachlässigt, überlegen Sie, wie Sie ihm etwas Gutes tun können. Zusammen zum Friseur zu gehen, kann das Wohlbefinden sicher um einiges steigern. Oft fehlt lediglich die Eigeninitiative. Vielleicht können Sie dem Betroffenen auch ein wohlriechendes Bad bereiten oder ihm zu Hause die Haare waschen.

12. Hören Sie gut zu, und halten Sie sich mit Ratschlägen zurück
„Wenn wir zuhören, wenden wir uns dem anderen zu, als gebe es für uns nichts Wichtigeres zu tun" (Dr. Horie). In der Bibel wird schon für das normale Geprãch der Rat gegeben: „Seid immer sofort bereit, jemandem zuzuhören; aber überlegt genau, bevor ihr selbst redet. Und hütet euch vor unkontrolliertem Zorn" (Jakobus 1,19). Man bedenke auch, daß Gott dem Menschen zwar zwei Ohren aber nur einen Mund gegeben hat.

Auf keinen Fall sollten wir den Depressiven zum Sprechen zwingen. Er soll die Freiheit haben zu reden und zu schweigen, wie er es braucht.

Mit Ratschlägen halten Sie sich besser zurück. Auf keinen Fall ist es ratsam, einen Orts- oder Luftwechsel zu empfehlen. Der Depressive ist bereits in seinem gewohnten Umfeld verunsichert und wird sich in einer fremden Umgebung noch schwerer zurechtfinden. Einzige Ausnahme: Sie gehen mit!

13. Achten Sie auf das unheilvolle Wörtchen „aber"
Mit diesem Wörtchen wird immer eine Gegenposition beschrieben. Es fordert zum Widerstand auf und endet nicht selten im Machtkampf. Es ruft ein Gefühl des Unverstandenseins hervor, was den Depressiven weiter isoliert.

Widerspruch in diesem Sinn ist oft nur Rechthaberei, und „wo das Rechthabenwollen anfängt, hört die Liebe auf", sagt ein altes Sprichwort.

Selbst unsinnigen bzw. irrigen Aussagen muß nicht widersprochen werden. Lassen Sie sie einfach als momentane (wenn auch verwirrte Sicht) des Depressiven stehen. Sie brauchen diese weder zu bestätigen, noch ihr zu widersprechen und damit zu korrigieren.

14. Gehen Sie überlegt mit Schuldgefühlen um
Viele Depressive haben Schuldgefühle. Es ist ganz wichtig, zwischen echten und falschen Schuldgefühlen zu unterscheiden. Dabei brauchen depressive Menschen Hilfe. Es wäre aber falsch, echte und begründete Schuldgefühle herunterzuspielen. Auch Schuld kann in die Depression führen. Der Begleiter kann helfen, Schuld zu bewältigen. Er kann ein klärendes und versöhnendes Gespräch in die Wege leiten oder auch Vergebung im Sinn der Absolution zusprechen. Dazu ist jeder Christ berufen, sofern die Schuld als solche bekannt wird. Wer sich damit überfordert fühlt, kann statt dessen den Kranken zur Beichte begleiten.

15. Helfen Sie, die Strukturen des Tagesablaufs aufrechtzuerhalten

Gewohnte Essenszeiten sollten möglichst beibehalten werden. Je strukturierter der Tagesablauf, desto hilfreicher ist es für den Heilungsprozeß.

16. Tragen Sie dazu bei, daß der Depressive keine weitreichenden Entscheidungen fällt

Da der Betroffene durch seine Krankheit die Tragweite seiner Entscheidungen nicht abschätzen kann, sollte ihm von weitreichenden Entscheidungen abgeraten werden. In einer Depression ist keine Veränderung bestehender Verhältnisse anzustreben. Dies gilt in bezug auf Ehe, Finanzen, Beruf und manches andere mehr.

Da der Depressive vieles negativer empfindet, als es wirklich ist, fühlt er sich nämlich dazu gedrängt, weitreichende und verändernde Entscheidungen zu fällen.

17. Begleiten Sie den Depressiven zum Facharzt

Sicher sollte man annehmen, daß dies für Angehörige eines Depressiven selbstverständlich ist – doch weit gefehlt! Wenn es um psychische Erkrankungen geht, herrscht nach wie vor eine große Verunsicherung. Besonders unter Christen begegne ich immer wieder großen Vorbehalten und Berührungsängsten einem Facharzt gegenüber.

Sicher mag manches psychologische Konzept in der Vergangenheit nicht immer gerade glaubensstärkend gewesen sein. Und leider hat es in der Vergangenheit sowohl im psychologischen als auch im theologischen Bereich manche Irrwege gegeben. Doch auch hier gilt, daß die Fehler der Vergangenheit einmal vergeben werden müssen. Wie vielen Christen könnte in depressiven Krisen geholfen werden, wenn sie sich auf eine therapeutische Behandlung einließen. Sollten Sie feststellen, daß der Therapeut die christliche Komponente nicht genügend berücksichtigt, dann ist es immer noch möglich, den Therapeuten zu wechseln. Oft läßt sich so etwas bereits im Orientierungsgespräch klären. Auch eine doppelte Begleitung durch den Therapeuten und Seelsorger – bei klarer Kompetenzverteilung und wechselseitiger Abstimmung – ist denkbar.

Da oft große Vorbehalte gegenüber dem Facharzt bestehen, ist es hilfreich, den Kranken zu begleiten.

Vielleicht kommt auch die Frage auf, welcher Arzt bei Depressionen denn der richtige Facharzt ist. Da ist zunächst der Internist zu nennen, der eventuelle organische Ursachen ausschließen kann. Dann folgt der Neurologe, der Psychiater und der Psychologe oder Psychotherapeut. Je nachdem, welcher Art die Depression ist, wird der Psychiater Hinweise geben, welche Psychotherapie sinnvoll ist.

18. Entlasten Sie sich selbst

Als Familienmitglied oder Freund kann es sehr hilfreich sein, sich einer Selbsthilfegruppe für Angehörige anzuschließen. In der Begleitung Depressiver tauchen manche Fragen auf, die dort hilfreich besprochen werden können. Adressen erfährt man in Psychiatrischen Kliniken, bei Psychosozialen Beratungsstellen und meistens einmal pro Woche in den regionalen Tageszeitungen.

19. Helfen Sie, überhöhte Selbstansprüche zu reduzieren

Viele Depressionen werden durch überzogene Selbstansprüche ausgelöst. Depressive Menschen haben oft einen hohen Anspruch an sich und das Umfeld. Hier kann ein Begleiter Mut zur Durchschnittlichkeit machen.

20. Beziehen Sie auf keinen Fall Stellung zu den Medikamenten

Immer wieder erlebe ich, wie sich Laien anmaßen, Depressiven zu raten, bestimmte Medikamente abzusetzen. Sie sind sich der Gefahr nicht bewußt, die solch ein Rat in sich birgt. Plötzlich abgesetzte Medikamente können bei bestimmten Formen depressiver Erkrankung geradezu einen Krankheitsschub auslösen.

Wenn Sie den Eindruck haben, die Medikamente seien zu stark, dann sprechen Sie mit dem behandelnden Arzt.

Die meisten Ärzte werden dankbar dafür sein, daß es im

Umfeld des Kranken eine Bezugsperson gibt, mit der eine Zusammenarbeit möglich ist.

Der Arzt kann dann Ihre Beobachtungen in seine Entscheidung mit einbeziehen und eventuell ein anderes Medikament wählen, die Dosis reduzieren oder Ihnen erklären, warum er diese Dosis für angebracht hält. Der Rat, die Medikamente abzusetzen, kann, wenn der Betroffene dies schlagartig tut, am Ende sogar zu einem Selbstmord beitragen. Dieses Problem möchte ich auch allen Christen vor Augen führen, die in einer überzogenen Glaubenshaltung zu solchen Ratschlägen tendieren.

Ich selbst glaube daran, daß Gott Wunder tun kann, und erlebe immer wieder sein wunderbares Handeln. Ich habe aber auch erlebt, daß kranke Menschen für „Glaubensversuche" herhalten mußten.

21. Tun Sie sich selbst etwas Gutes

Wer Depressive begleitet, braucht dafür viel Energie. Was bedrückend vom Kranken ausgeht, belastet auch den Begleiter. Deshalb ist es ganz wichtig, nicht nur dem Kranken Gutes zu tun, sondern auch sich selbst. Dr. Samuel Pfeifer gab mir einmal den Rat: „Wenn du viel mit Depressiven zu tun hast, dann schenke dir öfters einmal einen Blumenstrauß." Wer viel Dunkelheit erlebt, sollte sich öfters einmal selbst ein Licht anzünden.

22. Einige Anmerkungen für Christen, die depressive Menschen begleiten

a) Weniger ist mehr

– Fordern Sie nicht regelmäßiges Bibellesen, Gottesdienstbesuch oder Teilnahme an einer Bibelstunde. Diese gutgemeinten Absichten können krankheitsfördernd wirken. Der Depressive kann den Gottesdienst nur durch seine depressive Brille wahrnehmen. Für ihn scheint es so, als ob nur Ansprüche an ihn gestellt würden, und er fühlt sich von den vielen Menschen überfordert. Schreiben Sie dem Kranken vielmehr ein aufbauendes Bibelwort auf eine Karte, das ihn zum Nachdenken über Gott anregt.

Besonders geeignet sind folgende Bibelworte: Jesaja 43,1b; Psalm 121,1.2; Psalm 90,1.2; Psalm 71,20.21; Psalm 42,12 (möglichst in einer modernen Übersetzung).

– Gute Erfahrungen habe ich auch mit dem Spiegel im Badezimmer gemacht. Oft ermutige ich Ratsuchende, mit einem kräftigen Lippenstift Verheißungen Gottes auf den Spiegel zu schreiben. Etwa: „Ich bin bei dir alle Tage, auch heute" (nach Matthäus 28,20 b).

Im Laufe eines Tages wirft man oft einen Blick auf den Badezimmerspiegel, und schon das wiederholte Lesen solcher Zusage hat bereits therapeutischen Charakter.

– Erklären Sie dem Kranken, daß er nicht dazu verpflichtet ist, „Glauben" und „Beten" zu müssen.

In Römer 8,26 wird beschrieben, daß der Heilige Geist vor Gott für Menschen eintritt, die nicht wissen, was und wie sie beten sollen. Gott selbst übernimmt also in der Person des Heiligen Geistes diese Aufgabe für Menschen, die von einer Depression betroffen sind und nicht mehr wissen, wie sie glauben und beten sollen.

1. Johannes 3,20 verspricht auch dem Depressiven, daß Gott in seiner Güte größer ist als das menschliche Herz, das oft von Selbstvorwürfen und Anklagen geplagt wird.

Christen brauchen keinen großen Glauben, weil sie einen großen Gott haben.

b) Meiden Sie es, okkulte Belastungen zu vermuten oder gar dem Kranken den Auftrag zu geben, nach solchen zu forschen, wenn es nicht eindeutige Hinweise in diese Richtung gibt. Wahnvorstellungen sind noch keine zwingenden Hinweise auf okkulte Belastung, sondern können Anzeichen einer schweren Depression sein. Die Vermutung, es läge eine okkulte Belastung vor, ist häufig nur ein Fluchtversuch des Betreuers, dem eigenen Leidensdruck zu entfliehen.

Die Erforschung dessen, was in die Depression führte, sollten Sie dem geschulten Seelsorger oder Therapeuten überlassen, um die Not des Depressiven nicht noch zusätzlich zu verschlimmern.

c) Nutzen Sie die Möglichkeit der Fürbitte, und machen Sie sich stark, um von Gott die Heilung des Kranken zu erbitten. *Das Gebet für den Kranken ist wichtiger als das Gebet mit dem Kranken.*

d) Segnen Sie den Kranken, da er langen Gebeten oft sowieso nicht folgen kann. Dabei ist es von großer Bedeutung, wenn Sie ihm die Hand auf den Kopf oder die Schulter legen. Das kann dazu beitragen, daß für ihn die Gegenwart Gottes im Vollsinn des Wortes handgreiflich spürbar und damit erfahrbar wird.

Mögliche Segensworte: „Friede sei mit dir." „Und der Friede Gottes, der alles Verstehen übersteigt, bewahre dein Herz und deine Sinne in Jesus Christus." „Die Gnade unseres Herrn Jesus Christus sei mit dir" (siehe auch Philipper 1,6; 4,7).

e) Weitere Bibeltexte für die Begleitung Depressiver. Es sind Texte, in denen sich der Depressive mit seinem Erleben wiederfinden kann. Sie nehmen dem schrecklichen Erleben den Charakter des Einzigartigen und stellen in die Gemeinschaft derer, die ähnliches durchlebt haben. Psalm 31; 42; 73; 1. Könige 19; 2. Korinther 1,8–10; Hebräer 4,15.16.

Besonders hilfreiche Texte und Gebete für den Helfer und den Kranken finden sich in den unten angezeigten Büchern von Sabine Naegeli.

Weiterführende Literatur zum Thema

Don Baker/Emery Nester, „Zurück ins Leben", Brunnen Verlag
Samuel Pfeifer, „Die Schwachen tragen", Brunnen Verlag
M. u. H. Horie, „Depressionen". Wege aus dem Dunkel, R. Brockhaus Verlag
Sabine Naegeli, „Du hast mein Dunkel geteilt" und „Die Nacht ist voller Sterne", Herder Verlag